G. MAINGOT

ÉLECTROTHÉRAPIE

ET

RADIOTHÉRAPIE

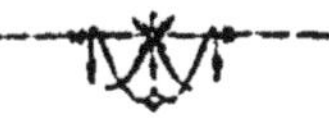

A. MALOINE ET FILS, ÉDITEURS
27, RUE DE L'ÉCOLE-DE-MÉDECINE, 27
PARIS, 1919

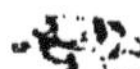

G. MAINGOT

ÉLECTROTHÉRAPIE

ET

RADIOTHÉRAPIE

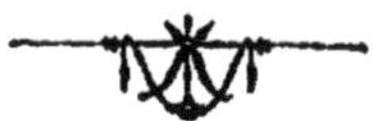

A. MALOINE ET FILS, ÉDITEURS
27, RUE DE L'ECOLE-DE-MEDECINE, 27
PARIS, 1919

ELECTROTHÉRAPIE & RADIOTHÉRAPIE

ÉLECTRO-COCAINISATION

DE LA

MUQUEUSE PITUITAIRE

C'est un fait acquis depuis longtemps qu'il est possible d'utiliser le courant continu pour introduire de la cocaïne dans les organismes animaux.

Il y a des tissus qui se prêtent mal à l'emploi de ce procédé, ainsi la peau humaine réagit par des lésions indélébiles. Par contre, en certains points d'élection, sur la muqueuse pituitaire par exemple, ce procédé peut être employé sans inconvénients. Il permet alors une analgésie durable, intensive et dont le champ s'étend notablement en profondeur.

Le principe de la méthode est aujourd'hui suffisamment connu. Plus n'est besoin de faire intervenir la cataphorèse, c'est-à-dire la prétendue propriété du courant d'entraîner mécaniquement des substances non décomposées.

Le phénomène de la pénétration diadermique est surtout produit par des actions électrolytiques que je vais tâcher d'exposer.

I. — THÉORIE DE LA MÉTHODE

Il importe d'abord de définir ce qu'on entend par électrolyte :

En se dissolvant, un certain nombre de substances subissent des dissociations moléculaires. Il en résulte dans la solution une mise en liberté de particules qu'on appelle « ions ». La présence

---

1. Extrait des *Annales des maladies de l'oreille et du larynx*, vol. XXXIII, avril 1907.

ELECTROTHÉRAPIE & RADIOTHÉRAPIE

ÉLECTRO-COCAINISATION

DE LA

MUQUEUSE PITUITAIRE

C'est un fait acquis depuis longtemps qu'il est possible d'utiliser le courant continu pour introduire de la cocaïne dans les organismes animaux.

Il y a des tissus qui se prêtent mal à l'emploi de ce procédé, ainsi la peau humaine réagit par des lésions indélébiles. Par contre, en certains points d'élection, sur la muqueuse pituitaire par exemple, ce procédé peut être employé sans inconvénients. Il permet alors une analgésie durable, intensive et dont le champ s'étend notablement en profondeur.

Le principe de la méthode est aujourd'hui suffisamment connu. Plus n'est besoin de faire intervenir la cataphorèse, c'est-à-dire la prétendue propriété du courant d'entraîner mécaniquement des substances non décomposées.

Le phénomène de la pénétration diadermique est surtout produit par des actions électrolytiques que je vais tâcher d'exposer.

I. — THÉORIE DE LA MÉTHODE

Il importe d'abord de définir ce qu'on entend par électrolyte :

En se dissolvant, un certain nombre de substances subissent des dissociations moléculaires. Il en résulte dans la solution une mise en liberté de particules qu'on appelle « ions ». La présence

1. Extrait des *Annales des maladies de l'oreille et du larynx*, vol. XXXIII, avril 1907.

des ions est nécessaire au passage du courant électrique dans une solution : en conséquence, les solutions d'une substance ionisée sont seules conductrices de l'électricité : *ce sont des électrolytes.*

Pour fixer les idées, considérons une molécule d'azotate de potassium AzO^3K ; nous pouvons imaginer qu'elle sera, en se dissolvant dans certaines conditions, fragmentée en deux parties.

L'une $A z \overline{O}^3$ radical acide ou anion, chargée d'électricité négative.

L'autre $\overset{+}{K}$ radical métallique ou cathion, chargée d'électricité positive.

La même façon d'envisager les choses est applicable aux acides et aux bases de la chimie minérale si l'on considère les acides comme des sels dont l'hydrogène est le métal

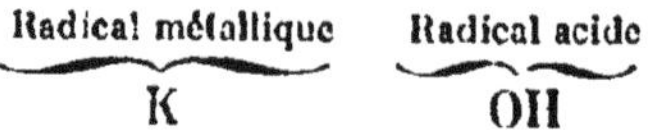

et les bases comme des sels dans lesquels l'hydroxyle OH joue le rôle de radical acide.

Prenons maintenant deux électrodes reliées aux pôles + et — d'une source d'électricité. En plongeant celles-ci dans l'électrolyte, nous soumettons les ions à des forces électriques capables de les diriger dans un sens déterminé : ceux chargés d'électricité négative se portent vers l'anode d'où le nom d'*anions* ; les autres chargés d'électricité positive vont à la cathode, ce sont les *cathions.*

Au contact des électrodes, les ions annulant leurs charges électriques deviennent des atomes neutres. Ils ne peuvent plus rester en liberté. Suivant leurs affinités chimiques ils se combinent soit avec les électrodes, soit avec les corps présents dans l'électrolyte.

Notons que les ions ne se déplacent pas tous avec la même vitesse ; on se rendra compte des conséquences de cette propriété en examinant les schémas suivants :

$$+ \quad \begin{array}{ccc} R & R & R \\ M & M & M \end{array} \Big| \begin{array}{ccc} R & R & R \\ M & M & M \end{array} \quad -$$

$$+ \quad \begin{array}{ccccc} R & R & R & R & R \\ & & M & M \end{array} \Big| \begin{array}{cccc} R & & & \\ M & M & M & M \end{array} \quad -$$

Le premier figure une cuve électrolytique séparée en deux parties par une paroi poreuse. Elle renferme une substance RM (R représente l'anion et M le cathion) également répartie avant le passage du courant. Si l'on suppose que R, pendant le passage du courant, ait marché vers l'anode deux fois plus vite que M vers la cathode, nous obtiendrons après l'expérience ce que montre le schéma II.

On croirait qu'il y a eu dans la cellule contenant l'anode transport en masse sans décomposition de la substance RM. Ainsi interprété d'une manière inexacte, ce phénomène nous ramènerait à la cataphorèse dont j'ai parlé.

Connaissant les électrolytes, nous devons maintenant en rapprocher les tissus animaux. On les envisage aujourd'hui comme formés surtout par une substance chlorurée sodique — *milieu intérieur* — contenue dans les loges d'un substratum malheureusement assez complexe pour gêner l'interprétation des actions électrolytiques.

Quoi qu'il en soit, cet aperçu sur le mécanisme de l'électrolyse fait entrevoir ce qui se passe dans le cas de la cocaïnisation électrique de la pituitaire. On applique, en effet, sur le point à analgésier une électrode + qui n'est autre que la solution de cocaïne à introduire. C'est une anode électrolyte et la muqueuse pituitaire sous-jacente est une cathode, puisqu'elle sera reliée au fil — par l'intermédiaire des tissus.

D'après ce qui vient d'être exposé, on conçoit que dans le chlorhydrate de cocaïne, le groupement chimique cocaïne jouant le rôle de cathion se porte vers la muqueuse. Les anions de l'organisme, formés de Cl en majeure partie, fuient vers l'anode. La muqueuse et les tissus sous-jacents sont aussi des électrolytes, nous le savons. Ils peuvent être scindés par l'imagination en une série de tranches parallèles jouant les unes par rapport aux autres le rôle d'anode et de cathode et transmettant de proche en proche l'ion cocaïne dans la profondeur.

Sans tenir compte de la différence de vitesse des ions, on représentera les choses par le schéma suivant sur lequel on peut suivre de haut en bas les progrès de l'introduction de la cocaïne dans les tissus.

(J'écris M Cl le chlorhydrate de cocaïne ; Cl est l'anion chlore, M est le radical métallique, le cathion cocaïne ; je représente par NaCl l'électrolyte que constituent les tissus. Les flèches indiquent le sens d'entraînement des ions par le courant. A gauche, l'anode est figurée par un trait vertical marqué + la cathode ou muqueuse pituitaire est schématisée à droite par les barres parallèles dont la dernière porte le signe —.)

. On voit Cl se porter vers la barre + pendant que M et Na marchent vers la profondeur.)

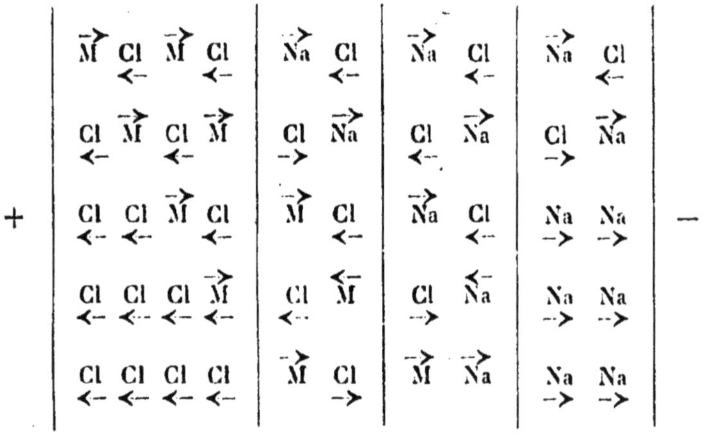

$$
\begin{array}{c|cccc|cc|cc|cc|c}
 & \vec{M}\ Cl\ \vec{M}\ Cl & & & & \vec{Na}\ Cl & & \vec{Na}\ Cl & & \vec{Na}\ Cl & \\
 & \leftarrow\ \ \ \leftarrow & & & & \leftarrow & & \leftarrow & & \leftarrow & \\
 & Cl\ \vec{M}\ Cl\ \vec{M} & & & & Cl\ \vec{Na} & & Cl\ \vec{Na} & & Cl\ \vec{Na} & \\
 & \leftarrow\ \ \ \leftarrow & & & & \rightarrow & & \leftarrow & & \rightarrow & \\
+ & Cl\ Cl\ \vec{M}\ Cl & & & & \vec{M}\ Cl & & \vec{Na}\ Cl & & Na\ Na & - \\
 & \leftarrow\ \leftarrow\ \ \ \leftarrow & & & & \leftarrow & & \leftarrow & & \rightarrow\ \rightarrow & \\
 & Cl\ Cl\ Cl\ \vec{M} & & & & Cl\ \overset{\leftarrow}{M} & & Cl\ \overset{\leftarrow}{Na} & & Na\ Na & \\
 & \leftarrow\ \leftarrow\ \leftarrow\ \leftarrow & & & & \leftarrow & & \rightarrow & & \rightarrow\ \rightarrow & \\
 & Cl\ Cl\ Cl\ Cl & & & & \vec{M}\ Cl & & \vec{M}\ \vec{Na} & & Na\ Na & \\
 & \leftarrow\ \leftarrow\ \leftarrow\ \leftarrow & & & & \rightarrow & & & & \rightarrow\ \rightarrow & \\
\end{array}
$$

D'autres actions fort nombreuses interviennent : par le passage du courant, les tissus sont modifiés dans leur vascularisation, dans leurs propriétés osmotiques, dans leur état d'équilibre chimique, etc.

Ce traumatisme est trop complexe pour se prêter à l'analyse et d'ailleurs la résultante de ces actions et réactions multiples seule nous intéresse directement : elle sera jugée par la partie clinique qui suivra l'exposé de la technique.

II. — TECHNIQUE

Le paragraphe de la technique pour la cocaïnisation électrique de la muqueuse pituitaire comprend l'étude de !. solution analgésique, de l'instrumentation et du *modus faciendi*. ! iverses considérations, jointes à une série de recherches portant sur des solutions de chlorhydrate de cocaïne à différents titres, m'ont amené à choisir une solution à 1 pour 5. Il faut, pour préparer l'électrolyte, se servir d'eau distillée et s'abstenir d'y ajouter du chlorure de sodium ou autres. On doit employer une liqueur fraîchement préparée.

L'instrumentation comprend d'abord une source de courant continu à *faible résistance intérieure*, à *isolement suffisant* et à *force électromotrice constante* et minima de 20 volts (avec une plus faible tension on ne pourrait obtenir que très difficilement les intensités nécessaires).

Il n'est guère possible d'utiliser directement les dynamos à cause de la forme légèrement ondulatoire du courant fourni ; rarement les secteurs urbains satisfont aux conditions sus-énoncées, par contre, presque toutes les piles médicales de force électromotrice suffisante aussi bien que les batteries d'accumulateurs sont directement utilisables.

Dans les installations les plus simples, le courant parti du pôle + de la source parcourt successivement un *coupe-circuit*, un *interrupteur*, un *rhéostat médical*[1], un *milliampèremètre* et le *sujet* avant de rentrer dans la source par le pôle —.

Il est commode de disposer ses connexions de façon que le fil + arrivant aux appareils soit, quand c'est possible, attaché aux bornes les plus à gauche ou les plus rapprochées de l'opérateur. Si l'on convient que le courant marche du pôle + vers le pôle — il se déplace sur un tableau ainsi monté dans le sens des aiguilles d'une montre, et l'on retrouve sans tâtonnement les pôles dont on a besoin. Bien des erreurs sont évitées de cette façon.

Parmi les accessoires, seules les électrodes présentent des particularités dignes de nous arrêter.

La cathode est une électrode de 80 à 100 centimètres carrés. J'emploie ordinairement une plaque de laiton mou que j'attache sur le poignet du sujet à l'aide d'une bande de caoutchouc. J'interpose entre le métal et la peau une épaisse couche de coton humide débordant le métal de 1 centimètre sur les bords. Mais toutes les électrodes du commerce de forme appropriée conviennent également si l'on consent à se désintéresser de leur prix de revient, de leur usure rapide et de leur malpropreté inévitable après un court usage.

---

1. On peut substituer le réducteur de potentiel au rhéostat. Le circuit de la source est alors fermé sur le réducteur de potentiel et c'est sur le circuit d'utilisation du réducteur que l'on dispose les appareils de mesure et de réglage.

Sur les modèles courants, il est, en effet, très difficile de séparer la partie spongieuse de la plaque métallique d'où : attaque du métal par les bases mises en liberté, impossibilité d'enlever les hydrates formés et très grande difficulté à rincer ou changer les tissus et feutrages.

Comme électrode active (*anode*) je m'étais servi tout d'abord d'un stylet isolé dans un tube de caoutchouc sauf aux extrémités qui restaient nues sur une longueur de 2 à 3 centimètres. A l'un des bouts j'attachais le fil conducteur par l'intermédiaire d'un serre-fil, à l'autre j'enroulais un peu d'ouate hydrophile que j'imprégnais de la solution cocaïnique.

J'ai substitué à cette électrode inélégante et d'une préparation relativement longue un système formé par un mince tube de laiton de 3 à 4 millimètres de diamètre au centre duquel passe une tige d'acier isolée dans des perles de verre. Aux deux extrémités, cette tige sort du tube en traversant à frottement dur des bouchons d'ivoire qu'elle dépasse de quelques centimètres. Elle porte à l'un des bouts une borne devant recevoir le fil + tandis que l'autre bout reste libre. En faisant glisser la tige d'acier dans les bouchons d'ivoire, on règle la longueur de l'extrémité libre qui doit avoir suivant les cas de 15 à 30 millimètres, puis on la recouvre complètement d'ouate hydrophile et ce aussi régulièrement que possible.

Le cylindre spongieux, ainsi formé, est trempé dans la solution de chlorhydrate de cocaïne.

Deux reproches principaux s'adressent à cette électrode : sa solubilité (c'est-à-dire l'affinité de l'acier pour le chlore qu'apporte le courant) qu'on éviterait en remplaçant l'acier pa[r] platine iridié et sa rigidité absolue, mais cette rigidité est c par l'avantage d'une stérilisation rapide et parfaite au étuve, de l'ébullition ou du flambage. On sait, par contre, co sont difficiles à stériliser les électrodes analogues en gomm ou en caoutchouc.

Les instruments et appareils étant montés, passons au patient. Bien entendu, l'examen des fosses nasales est pratiqué et le sujet est préparé à l'intervention qu'il va subir.

On le fait asseoir commodément devant soi, la tête maintenue en arrière si possible ; on attache la grande cathode au poignet en ayant soin d'avoir en tous points un excellent contact : nous avons vu qu'il est commode, pour obtenir ce résultat, d'interposer entre le métal et la peau une lame de coton hydrophile épaisse de 2 à

3 centimètres, imbibée d'eau tiède et dépassant les bords du métal d'un centimètre au moins.

Pour maintenir cet ensemble le lien le plus simple consiste en une bande de caoutchouc de 50 centimètres de long et de 3 à 4 centimètres de large ; on serre modérément autour du poignet et de l'électrode et on arrête les bouts à l'aide d'une pince à forcipressure.

Puis, sans spéculum, l'anode est doucement introduite dans les fosses nasales, de façon à mettre le coton généreusement imbibé avec la solution de cocaïne au niveau présumé de l'endroit à insensibiliser. Il faut que la partie active de l'électrode soit un peu à l'étroit entre la cloison du nez et les cornets, aussi, pour peu qu'elle soit poussée dans la profondeur, restera-t-elle fixée sans qu'il soit besoin de la soutenir pendant la cocaïnisation.

Il n'y a plus qu'à établir le courant électrique. Une règle fondamentale s'impose ici, car toute *brusque variation* de l'intensité du courant est *désagréablement perçue* par le patient. L'opérateur doit, en conséquence, faire varier lentement le régime du courant. A cette fin, le rhéostat étant au maximum de résistance, on ferme le circuit sur le sujet en abaissant l'interrupteur, puis on déplace avec prudence la manette du rhéostat dont on diminue la résistance jusqu'à atteindre un maximum de 6 à 8 milliampères au bout d'une à deux minutes. Jamais l'opéré ne doit éprouver de sensations douloureuses.

Cette intensité est maintenue pendant trois à dix minutes, suivant la profondeur à laquelle il est besoin d'opérer, puis on manœuvre le rhéostat lentement et sans à-coup jusqu'à ce que l'aiguille du milliampèremètre soit revenue au zéro.

C'est ainsi qu'on procédera avant l'électrolyse d'un éperon, mais s'il faut faire porter les manœuvres chirurgicales sur une plus grande étendue de la muqueuse pituitaire, il devient nécessaire de déplacer insensiblement, pendant le passage du courant, l'anode le long de la surface à analgésier. Durant cette manœuvre l'opérateur peut diminuer le débit électrique. L'analgésie est obtenue quand, pour un courant de 6 à 7 milliampères, il est possible de déplacer l'électrode assez rapidement sans qu'il en résulte de sensation désagréablement perçue par le malade.

III. — Résultats, valeur clinique

La technique qui vient d'être détaillée est celle suivie dans tous les cas que je vais rapporter : je passerai donc sur sa description [1].

C'est sur un étudiant en médecine que j'ai pratiqué, en novembre 1904, la première introduction électrique de cocaïne dans la muqueuse pituitaire.

A ce moment, je faisais des recherches sur la *catophorèse*, et je n'aurais pas encore, si je n'avais eu la main forcée, expérimenté *in anima nobili*.

Voici l'observation résumée.

Volumineux éperon de la cloison du nez à gauche. — G. Cloitre, 24 ans, a déjà subi deux séances d'électrolyse qui furent très douloureuses quoique précédées d'un badigeonnage prolongé de la muqueuse avec une solution de chlorhydrate de cocaïne à 1 pour 3.

A la troisième séance, il réclame la cocaïnisation électrique que je fais pendant cinq minutes avec un courant de 6 milliampères.

Sans provoquer aucune douleur on enfonce alors à la base de l'éperon les deux aiguilles qui doivent servir à l'électrolyser. Le malade m'affirme qu'il n'aurait pu, les yeux fermés, savoir si les aiguilles étaient ou non placées. On lance entre ces aiguilles un courant de 20 milliampères qui est maintenu pendant dix-huit minutes. Contrairement à ce qu'il avait ressenti les deux fois précédentes avec une moindre intensité de courant, le malade n'éprouve aucune douleur dans la région opératoire ; il ne se plaint que d'un goût métallique très prononcé. A son avis, le procédé mérite d'être vulgarisé, et il m'engage de publier son observation avec son nom. Ajoutons que le résultat de l'opération fut excellent et qu'il ne reste plus trace de l'éperon ainsi traité.

Un autre étudiant de mes amis, L. S., porteur également d'un éperon de la cloison du nez à gauche, encouragé par les résultats de l'électrococaïnisation, me demande de l'opérer.

Le 20 février 1905, je fais pénétrer le chlorhydrate de cocaïne sous sa muqueuse pituitaire avec un courant de 7 milliampères ce qui cause dans

---

1. Ces recherches ont été faites dans les services de consultation de mes maîtres, MM. Castex et Assicot, de Rennes. Je voudrais, ici même, les remercier de la bienveillance avec laquelle ils m'ont fourni les malades à traiter et l'instrumentation nécessaire.

dans les fosses nasales une sensation de chaleur et de chatouillement
comparable à celui du « tabac à priser ». Au bout de huit minutes je
puis déplacer l'anode sans éveiller de sensation désagréable. Je cesse la
cocaïnisation et j'enfonce, à la base de l'éperon deux aiguilles parallèles
distantes de 9 à 10 millimètres. La ponction de l'éperon avec les
aiguilles n'occasionne aucune douleur, le sujet ne perçoit qu'une sensation de pression difficilement localisable.

On relie les aiguilles aux rhéophores et on fait passer un courant de
20 puis 25 milliampères. Des crépitations intenses se font entendre, mais,
à l'endroit opéré, le patient n'éprouve qu'une sensation de chaleur très
supportable. Le maxillaire du côté droit est néanmoins le siège d'une
douleur irradiée au niveau d'une dent cariée. L'électrolyse est prolongée
un quart d'heure, les résultats ont été excellents de tous points.

J'ai eu l'occasion de répéter ces tentatives un grand nombre de
fois : il serait fastidieux de publier d'autres observations absolument superposables aux précédentes. J'ai fait l'électrococaïnisation
avant des résections de cornets, des ponctions du sinus maxillaire, etc...., les résultats obtenus n'ont pas varié toutes les fois
que j'ai employé la technique précédemment décrite.

Par l'exposé de quelques cas, je vais montrer maintenant com-
ment il est possible d'apprécier cliniquement la part de l'électricité
dans l'analgésie obtenue.

1° Marie D., 18 ans. Hypertrophie des cornets. Juin 1905, cocaïnisation électrique de la fosse nasale droite pendant trois minutes, avec
7,5 milliampères, puis les cornets sont sillonnés lentement avec un galvanocautère à large surface. La malade n'éprouve absolument aucune
douleur.

Juillet 1905 : Sur la même malade, avec une solution de chlorhydrate
de cocaïne au même titre, je fais, pendant quatre minutes, le simulacre
d'une cocaïnisation électrique de la fosse nasale gauche en ayant soin, à
l'insu du sujet, de ne pas faire passer de courant électrique, toutes
choses égales d'ailleurs. La cautérisation des cornets est alors un peu
douloureuse, et n'est pas supportée aussi longtemps que la première fois.

2° Mlle B., 27 ans. Rhinite hypertrophique. Le 22 novembre 1904,
après badigeonnage de la muqueuse pituitaire à droite avec une solution
de chlorhydrate de cocaïne à 1 pour 8, on fait sur les cornets des raies
de feu au galvanocautère, ce qui provoque une certaine douleur.

Le 23 novembre, après cinq minutes d'électrococaïnisation à gauche,
les mêmes cautérisations sont à peine perçues.

3° Marie M., 21 ans. Rhinite hypertrophique. Malade dont on a déjà cautérisé les cornets après badigeonnage prolongé à la cocaïne.

Le 4 février 1905 : cinq minutes d'introduction électrique de la cocaïne (7 milliampères), puis le galvanocautère est promené sur les cornets. La malade trouve une telle différence avec les opérations précédemment subies, qu'elle refuse de se laisser cautériser l'autre fosse nasale si je ne l'insensibilise à l'électricité.

Après l'exposé des faits précédents, il serait superflu de chercher à démontrer davantage l'exaltation par l'électricité de l'action analgésique du chlorhydrate de cocaïne mis en rapport avec la muqueuse pituitaire.

En même temps se trouve réfutée l'objection que l'on pourrait tirer du titre élevé de la solution employée. Il est certain que le courant continu augmente l'analgésie et étend en profondeur le champ d'action de la cocaïne.

L'insensibilisation ainsi produite persiste de trente à soixante minutes.

D'autres régions de l'organisme sont également favorables à l'emploi du procédé qui nous occupe. Des tentatives très encourageantes ont été faites pour des paracenthèses du tympan dont j'ai obtenu l'analgésie complète.

Egalement, il est possible d'analgésier par électrococaïnisation la conjonctive bulbaire et palpébrale, la cornée, etc. Je m'en suis convaincu en curettant des abcès de la cornée ou en enlevant des chalazions.

En somme, joints à l'esquisse d'une théorie explicative, ces faits paraissent de nature à provoquer certaines recherches capables d'étendre les applications de cette méthode injustement délaissée par beaucoup.

L'étude d'une technique meilleure, particulièrement la construction d'une anode couvrant bien la région à analgésier, la substitution à la cocaïne d'un succédané plus diffusible, tels sont les points qui méritent de retenir l'attention.

Dès aujourd'hui, cependant, la cocaïnisation électrique de la pituitaire est indiquée quand on a besoin d'une analgésie intensive et étendue en profondeur.

RADIOTHÉRAPIE & ÉLECTROTHÉRAPIE

DANS LES
AFFECTIONS DU CORPS THYROÏDE

Par le Docteur G. MAINGOT[1]

Chef du laboratoire d'électro-radiologie de l'hôpital Laënnec.

Depuis les premières applications des courants galvanique et faradique au traitement de la maladie de Basedow, de nombreuses modalités électriques ont conquis leur place en thérapeutique. A titre d'exemple et pour parler des plus couramment employées, citons les courants alternatifs de haute fréquence : rapidement émigrés hors du laboratoire de physique, ils sont venus rendre au médecin des services impossibles à prévoir avant l'expérimentation.

Un peu plus tard, la découverte de Rœntgen fait connaître l'arme la plus admirable des temps modernes dans la lutte contre la maladie. Elle donne au clinicien le pouvoir d'inspecter les organes internes et de contempler sur le vivant la plupart des désordres anatomiques et physiologiques. Elle met dans l'arsenal du thérapeute le plus puissant agent modificateur de l'organisme, celui qui détruit, nécrose à la dose voulue, sans la moindre douleur, sans danger rédhibitoire entre des mains expérimentées.

Les découvertes successives de ces différents agents physiques ont contribué à perfectionner le traitement des affections du corps thyroïde : les rayons de Rœntgen fondent les tumeurs thyroïdiennes ; ils détruisent insensiblement et presque au degré voulu le tissu noble des goitres basedowiens. Simultanément, comme si le lien était logiquement établi entre les lésions glandulaires et les diverses manifestations du syndrome de Basedow, ils améliorent l'état général d'un grand nombre de malades, et mettent à leur actif des guérisons définitives.

[1]. Extrait du *Journal Médical français*, du 15 mars 1913.

Le courant électrique n'a pas moins de raisons que les rayons de Rœntgen d'être pris en considération. Certains (et j'en suis, quand la chose est possible), l'expérimentent d'abord dans le traitement des syndromes basedowiens.

La multiplicité des actions permet de subvenir aux différents besoins des malades. Le courant continu à faible dose et à l'état permanent modifie les échanges cellulaires : en traversant le corps thyroïde, il détermine des décompositions et des entraînements électrolytiques. Il modifie l'état cellulaire, rompt les équilibres osmotiques, oblige à des échanges plus actifs entre les tissus fixes et les tissus circulants. Il impose aux filets nerveux une modification du tonus, car, suivant les conditions opératoires, il augmente ou diminue l'excitabilité et l'irritabilité nerveuse. Il paralyse les vaso-moteurs, dilate les vaisseaux en surface et en profondeur, aboutit à des réactions très complexes qui semblent régulariser les fonctions du corps thyroïde et du grand sympathique.

Chez les déprimés hypotendus, l'électricité statique produit par un mécanisme obscur le relèvement de l'état général qu'on observe chez les neurasthéniques soumis à la franklinisation.

Au contraire, les courants de haute fréquence appliqués sous forme d'autoconduction paralysent les vasomoteurs, ouvrent largement les artérioles dans lesquelles des spasmes musculaires réduisent le débit sanguin, ils abaissent la tension, assurent la bonne irrigation, par suite la bonne nutrition des cellules ; les échanges et les combustions s'accélèrent sous leur influence.

Pour compléter, par un traitement symptomatique, les essais de l'électricité dans le goitre exophtalmique, on peut porter l'agent thérapeutique dans tous les territoires : la galvanisation transabdominale excite les fibres lisses du tube digestif, agit sur le corps thyroïde, sur le plexus solaire, comme sur les ganglions sympathiques cervicaux.

Dans les paralysies basedowiennes, l'électricité faradique préserve les muscles de la dégénérescence et leur rend, grâce à des applications méthodiques, le tonus et la contractilité normale.

Nous nous occuperons d'abord de l'application des rayons de Rœntgen dans les affections thyroïdiennes et en particulier dans la maladie de Basedow, puis nous envisagerons la question du traitement électrique du goitre exophtalmique.

Peu profondément situé dans une région facilement accessible, le corps thyroïde est bien placé pour subir l'influence des rayons de Rœntgen. Ceux-ci exercent en définitive une action destructive. S'il est possible d'obtenir la résorption des masses pathologiques avant la nécrose des plans tégumentaires, les tumeurs thyroïdiennes ressortissent logiquement à la radiothérapie.

D'une façon générale, les néoplasmes sont beaucoup plus facilement détruits par les rayons de Rœntgen que les tissus tégumentaires ; ainsi se justifie la radiothérapie des tumeurs malignes du corps thyroïde.

Quand il s'agit de cancers encore opérables, on ne saurait trop conseiller de faire précéder le traitement radiothérapique d'une exérèse chirurgicale. Les rayons de Rœntgen sont ensuite le meilleur complément de l'acte opératoire. Ils interviennent pour assurer la disparition totale des parties malades et pour prévenir les récidives par une sorte de stérilisation des cellules cancéreuses.

Dans les goitres simples, les rayons de Rœntgen amènent rarement une forte diminution de volume, mais ils arrêtent généralement l'évolution de la tumeur.

Les plus beaux succès dans le domaine des affections thyroïdiennes appartiennent au goitre exophtalmique.

C'est un fait expérimentalement démontré que l'on peut déterminer l'apparition du myxœdème par l'irradiation de la gorge à des doses compatibles avec l'intégrité de la peau. A dose moins forte, l'activité thyroïdienne est diminuée, théoriquement une thyroïdectomie partielle est pratiquée.

Quelle que soit la nature de l'affection motivant l'emploi de la radiothérapie, la technique s'inspire d'un certain nombre de principes qui posent les règles à suivre. Le but est de faire parvenir au foyer du mal une quantité d'agent thérapeutique aussi grande que possible. L'obstacle est la nécessité de ménager les plans tégumentaires. Et cet obstacle est d'autant plus important à considérer qu'au niveau du cou, la peau présente une susceptibilité un peu plus grande vis-à-vis des rayons X.

Quatre moyens permettent aux radiothérapeutes de faire parvenir dans les parties profondes la dose d'énergie radiante maxima compatible avec l'intégrité de la peau.

Les rayons X issus des appareils producteurs sont plus ou moins facilement absorbés par la matière suivant le réglage des ampoules. Quand il s'agit du corps thyroïde, il faut avoir soin de faire donner au tube radiogène des rayons de pouvoir pénétrant aussi grand que possible. *User de rayons pénétrants, telle est la première condition à réaliser.*

Malheureusement, le faisceau aussi pénétrant que possible fourni par les ampoules est formé d'une multitude de composantes dont la qualité n'est pas la même. Pour épargner les plans superficiels, on soustrait du faisceau la partie facilement absorbable ; cette opération qui porte le nom de *filtration* s'effectue en plaçant entre le malade et la source d'énergie radiante une substance beaucoup plus difficilement perméable aux rayons peu pénétrants qu'aux autres.

L'aluminium et le silicium sont le type des éléments les plus aptes à servir de filtre. *Filtrer le faisceau de façon à élever le pouvoir pénétrant moyen en retenant en dehors du malade les rayons facilement absorbables, telle est la deuxième règle à appliquer.*

Les considérations physiques sur la propagation de la lumière montrent qu'à différentes distances d'une source lumineuse, l'intensité est inversement proportionnelle au carré de la distance.

Cette loi s'applique également à la propagation des rayons de Rœntgen ; on en déduit comme corollaire qu'il est avantageux de mettre le foyer radiogène assez loin du malade quand on veut éviter une trop grande différence d'irradiation entre la surface cutanée et les plans sous-jacents. En pratique, il est de règle courante de laisser au moins 15 centimètres de distance entre le point d'émission des rayons X et la porte d'entrée sur le malade. Si l'on excède 20 à 25 centimètres, la loi du carré de la distance oblige à des temps de pose dont la longue durée n'est pas assez compensée par les avantages obtenus. *Ne pas trop rapprocher la surface à irradier de la paroi de l'ampoule, tel est le troisième précepte auquel il faut obéir.*

Quand le corps thyroïde est volumineux, il se prête à l'emploi de la méthode des *feux croisés.* On divise la surface de la tumeur en un certain nombre de régions qu'on irradie successivement dans la même séance les unes à l'exclusion des autres ; à chaque irradiation, on donne la dose maxima possible sans lésions cutanées, les parties profondes reçoivent ainsi des quantités dont la grandeur dépend du nombre des portes d'entrée. Quand elle est applicable, la méthode des feux croisés est le meilleur moyen de ménager la peau et de faire pénétrer de fortes doses thérapeutiques dans les tissus ; *elle représente le quatrième procédé à mettre en œuvre pour agir avec puissance et sans crainte de radiodermite.*

Ainsi posées les règles de chaque application, il reste à déterminer l'intervalle et le nombre des séances à effectuer.

Il existe actuellement une certaine divergence de vues entre thérapeutes : les uns, les moins nombreux d'ailleurs, préconisent les applications fréquentes et à petites doses ; les autres, les applications tout au plus hebdomadaires de doses massives. A notre avis, il faut donner le plus possible à chaque application et espacer les séances de façon à éviter, à tout prix, les réactions un peu importantes du tégument. L'habitude de l'art permet d'apprécier la façon dont il faut conduire le traitement dans chaque cas particulier et de juger de l'opportunité de cesser la méthode quand elle a malheureusement épuisé la tolérance de la peau avant d'avoir produit tout l'effet désirable sur les lésions.

Qu'il s'agisse de tumeur maligne ou de maladie de Basedow, il est recommandable de ne pas localiser étroitement l'application des rayons de Rœntgen sur le corps thyroïde.

C'est une règle générale en radiothérapie du cancer de dépasser les limites apparentes du mal afin de poursuivre les propagations jusqu'à leurs extrémités. Quand il s'agit de la maladie de Basedow, il semble que l'action thérapeutique s'exerce favorablement sur les organes ambiants ; certaines observations tendent à prouver que les succès sont plus rares ou moins complets quand la seule région du corps thyroïde est irradiée.

C'est dans les néoplasmes que la fonte est le plus appréciable. Quand on a le bonheur d'obtenir un succès complet, la prudence oblige à continuer encore les applications afin d'éviter les récidives.

Dans la maladie de Basedow, les symtômes généraux s'amendent les premiers, le sommeil et l'appétit se régularisent, les troubles de la cynesthésie, l'émotivité, les douleurs articulaires diminuent. L'état moral devient meilleur. La nutrition se fait mieux. Le sujet reprend de l'embonpoint. En même temps, la fréquence du pouls s'abaisse, les palpitations sont moins fréquentes. Les battements du cœur ne s'accélèrent plus autant sous l'influence de légers efforts. Les deux symptômes les plus rebelles sont le goitre et l'exophtalmie. Il n'est pas à propos de les combattre avec acharnement. L'un des dangers de la rœntgenisation thyroïdienne est la cachexie strumiprive ; quand on a guéri les symptômes graves ou douloureux, point n'est besoin de s'exposer à obtenir le myxœdème pour les avantages incertains d'ailleurs, de réduire un peu le tour de cou et l'exophtalmie.

Dans l'immense majorité des cas, les résultats ne sont pas moins heureux avec le traitement électrothérapique, ils sont souvent plus

rapides, mais, en retour, la guérison définitive est obtenue plus lentement. En l'absence d'une radiodermite grave, l'échec de la radiothérapie commande le traitement électrothérapique de même que
l'insuccès primitif avec les courants électriques invite à soumettre
le malade aux rayons de Rœntgen.

La galvanisation du corps thyroïde est la partie essentielle dans
le traitement électrothérapique du syndrome de Basedow ; tous les
autres moyens ont un rôle adjuvant, il ne supplée qu'imparfaite-
ment le courant continu.

Qu'on associe le courant faradique au courant galvanique comme
le recommande Delherm, qu'on fasse conjointement des faradisations cerviales ou précordiales, suivant la méthode de Vigouroux,
il n'y a dans ces moyens que des perfectionnements ou des com-
pléments souvent précieux, mais le principal, c'est de soumettre
la région antérieure du cou à l'action du courant continu bien
manié.

Ayez une bonne électrode active, reliée de préférence au pôle
négatif et constituée par une substance spongieuse moulant les
reliefs anatomiques, pénétrant dans les sillons, donnez-lui, si vous
le voulez, la forme d'un croissant dont les pointes remontent sur
les lobes latéraux de la glande à traiter et fixez-la soigneusement à
l'aide d'une bande de feuille anglaise croisée derrière la nuque. Théoriquement, en plaçant l'électrode indifférente sur la nuque, à l'opposé
de l'électrode active, on réalise la condition optima pour la traversée
de part en part du corps thyroïde par les lignes de force électrique.
Inutile en pratique d'exagérer l'importance de ce point de détail s'il
est plus commode de descendre l'électrode indifférente.

La source de courant continu, l'appareil de réglage, l'intensité
atteinte, le temps de l'application, voilà ce qui mérite de retenir
l'attention.

La source de courant n'est parfaite qu'à condition de ne pas fournir
de courant ondulatoire ; or, toutes les dynamos débitent un courant dont le graphique est animé d'un double mouvement oscillant,
l'un rapide dû au déplacement des bobines induites, l'autre, beaucoup plus lent et moins important à considérer. On a beau multi-
plier les touches du collecteur, on ne peut pas obtenir d'une dynamo
le débit qui convient aux applications thérapeutiques délicates.

Sur les très grands secteurs, l'inconvénient diminue à cause du
nombre des égalisatrices en activité, des capacités de la ligne, des
selfs qui gênent la propagation des oscillations. Quoi qu'il en soit,

jamais une installation sur secteur ne vaut un montáge sur pile ou batterie d'accumulateurs.

Sur pile, les constructeurs, par raison de simplification et d'économie, emploient parfois un système de réglage connu sous le nom de collecteur : c'est un dispositif sûr, mais qui détermine une progression en échelle. Dans le traitement du goître exophtalmique, l'intensité doit être réglée sans à-coups à l'aide d'un bon rhéostat médical ou mieux d'un réducteur de potentiel. Le collecteur est à rejeter.

Le *ne quid nimis* est de rigueur dans l'appréciation de la quantité d'électricité à fournir au malade. Trop intense, le courant électrique produit sur la peau des effets électrolytiques regrettables et manque son but thérapeutique. En moyenne, une application de 20 milliampères pendant quinze minutes donne les meilleurs résultats ; on fera quelquefois mieux avec moins encore, rarement bien avec beaucoup plus.

La fréquence des applications varie un peu avec les sujets et la date du traitement ; au début, on répète les séances au moins tous les deux jours.

Au bout d'un mois, l'électrisation est interrompue puis reprise à la première alerte ; si le mieux-être obtenu se maintient sans baisse pendant la période de repos, il faut quand même reprendre la galvanisation trois semaines ou un mois après l'avoir cessée.

La durée du traitement est variable et demande rarement moins d'une année. Avec les progrès qui sont presque toujours réguliers, on allonge les périodes de repos et le malade revient de lui-même réclamer les applications électriques dont il apprécie le bien-fondé.

Fidèle à la méthode de Vigouroux, Castex conseille de faire suivre la galvanisation du corps thyroïde d'une série de faradisations localisées. Cette méthode est un trop précieux adjuvant pour ne pas la décrire. On faradise d'abord la région orbitaire pendant une à deux minutes de chaque côté. A cet effet, l'électrode indifférente restant en place, on substitue à la plaque active une électrode olivaire connectée au pôle négatif d'une bobine faradique à fil gros ou moyen. On appuie l'olive sur le point moteur de l'orbiculaire des paupières, puis on engaine la bobine induite dans la bobine inductrice, juste assez pour obtenir une légère contraction musculaire ; on rythme le courant comme pour traiter une atrophie musculaire. Cela fait à droite et à gauche, l'olive est appliquée assez fortement entre le lobe latéral du corps thyroïde et le bord antérieur du sterno-cleidomastoïdien. La perception des battements carotidiens sous l'électrode juge de l'excellence de la situation. On règle l'intensité du courant, de telle sorte que le peaucier entre en légère contraction et l'on rythme comme précédemment. Durée, une à deux minutes pour chaque côté. On termine par la faradisation de la région précordiale. L'électrode active doit être un tampon ou une plaque d'environ 20 centimètres reliée au pôle positif de la bobine. Le patient la maintient lui-même au niveau du troisième espace intercostal, à 2 centimètres environ du bord du sternum. Il faut que le grand pectoral se contracte un peu. L'application dure de deux à dix minutes.

Les résultats sont extrêmement beaux quand on a la chance d'employer d'emblée la technique appropriée à chaque cas particulier et quand la maladie n'est pas trop avancée.

Dans les formes frustes, il n'est pas rare d'obtenir de brillants succès dès la première séance. Si l'amélioration se fait attendre, il faut opérer avec souplesse, sans idée préconçue sur l'intensité à atteindre, sur les points de détails de l'application, sur l'opportunité d'employer plutôt une méthode qu'une autre. Une diminution d'intensité, de durée d'application, l'inversion des pôles suffisent quelquefois à modifier les résultats.

En cas d'échec permanent, un examen somatique soigneux s'impose. Chez la femme, l'exploration des organes génitaux amène à découvrir de temps en temps certaines de ces lésions sur lesquelles les applications électriques font merveille ; il est formellement indiqué de diriger d'abord l'effort thérapeutique vers celles-ci.

Il ne faut pas oublier surtout qu'en électrothérapie comme en thérapeutique médicamenteuse, les prescriptions se modifient suivant les besoins du malade. Nous avons dans la main des modalités électriques dont les propriétés physiologiques ne sont pas identiques. Grâce a cette diversité, il est rare de ne pouvoir faire face à toutes les éventualités morbides.

A côté du traitement classique qui vient d'être exposé en détail, certains auteurs s'adressent à des méthodes différentes.

Thiellé préconise le bain sinusoïdal. On donne celui-ci dans une baignoire en substance isolante (en céramique, par exemple) aux extrémités de laquelle des rhéophores sont connectés à un tableau de réglage et de distribution sur courant alternatif monophasé de 40 à 50 périodes. Cette application détermine une légère contraction des muscles longs et modifie le métabolisme cellulaire. Le bain sinusoïdal tonifie la nutrition, relève l'énergie du myocarde et exerce une action sédative sur le système nerveux.

Les courants de haute fréquence sous forme d'autoconduction et d'autocondensation sont insuffisants à eux seuls, leur indication est le spasme artériel, ce ne sont que des auxiliaires dans la cure du goitre exophtalmique.

Il en est de même des bains et douches statiques qui peuvent rendre service dans les formes asthéniques avec hypotension. Ils sont quelquefois mal supportés par les basedowiens.

La grande vogue dont fut l'objet la méthode des introductions électrolytiques médicamenteuses appelée ionisation (improprement du reste, puisque l'ionisation des substances dissoutes préexiste au passage du courant dont elle est la condition et non l'effet) a conduit à tenter le traitement de la maladie de Basedow par des « ionisations diverses », par exemple par l'électrolyse de l'iodure de potassium sur la région thyroïdienne. Il est maintenant tout à fait démontré que les substances introduites électrolytiquement ne dépassent guère l'hypoderme ; nous avons le devoir de conclure que les succès mis sur le compte de la méthode ne sont imputables qu'à l'action du courant continu.

Enfin, des effluvations statiques et de haute fréquence ont été combinées à la radiothéraphie ; diminuer les chances de radiodermite, tel est le but problématique de cette association dans laquelle les effluves ont sur le corps thyroïde une action révulsive digne d'être prise en considération.

En résumé, il faut retenir que la galvanisation du corps thyroïde est la partie classique et la plus fidèlement efficace dans le traitement du goitre exophtalmique.

Les faradisations sur le corps thyroïde, autour de l'orbite, sur la région carotidienne et précardiaque constituent des adjuvants dont une longue expérience a consacré l'opportunité.

Les courants alternatifs de basse fréquence, les effets statiques de l'électricité permettent des modifications topiques ou des effets généraux dont bénéficient les malades quand l'application est faite à propos.

Lorsque le traitement opère efficacement, ce qui est la règle dans les formes de début et dans les formes frustes, l'état nerveux se modifie rapidement. Le caractère est plus régulier, moins émotif, moins anxieux, moins violent. Dans les formes avec crises épileptoïdes ou syncopales, l'intensité et la répétition des accès s'atténuent.

Parallèlement à ces progrès s'observent des modifications objectives du côté de l'appareil circulatoire. La fréquence des pulsations baisse ; moins de palpitations, moins de dyspnée d'effort, une meilleure circulation périphérique avec guérison des cyanoses et des cryesthésies, voilà encore des résultats rapidement acquis.

Les phénomènes morbides digestifs et moteurs régressent un peu plus lentement. Il y a lieu de tenter la galvanofaradisation de l'abdomen quand elle semble commandée par des perturbations intestinales.

Les symptômes les plus rebelles sont le goitre et l'exophtalmie. Au début, le périmètre cervical perd, 1, 2, 3 centimètres, puis les progrès deviennent extrêmement lents. L'exophtalmie ne disparaît pas toujours ; elle peut demeurer alors qu'il ne reste plus de nystagmus, de signe de de Graefe, de mydriase.

Les dangers conjurés, l'évolution du mal arrêtée, malgré le regret de laisser les vestiges inesthétiques de l'affection, il faut se féliciter d'avoir obtenu tant et si bien sans risques ni douleur.

Quant à juger parallèlement la radiothérapie et l'électrothérapie, mon avis est que l'électrothérapie est la méthode de choix dans les formes légères ou frustes de la maladie de Basedow. Ces formes assez fréquentes sont la raison de beaucoup d'états nerveux dont on ne recherche pas suffisamment la cause. Convenablement traités, ces malades, auxquels on ne s'intéresse généralement pas assez, fournissent un énorme bilan de succès à l'actif de l'électrothérapie.

Ce sont les formes graves, avancées, avec goitre volumineux qui sont, par excellence, du ressort de la radiothérapie. Encore la radiothérapie n'est-elle point une méthode exclusive : les procédés électrothérapiques capables de venir en aide à la galvanisation du corps thyroïde retrouvent là toutes leurs indications.

MAYENNE, IMPRIMERIE CHARLES COLIN